DENTITION DES ENFANTS

CONSEILS

AUX

MÈRES DE FAMILLE

PAR A. PRETERRE

CHIRURGIEN DENTISTE AMÉRICAIN, LAURÉAT DE LA FACULTÉ
DE MÉDECINE DE PARIS.

Rédacteur en chef de l'*Art dentaire*.

> Les névralgies faciales et la plupart
> des maladies de l'estomac résultent
> du mauvais état des dents.
>
> Il n'est pas d'organes plus facile-
> ment altérables que les dents, et il n'en
> est pas non plus qui soient susceptibles
> d'une plus longue conservation lors-
> qu'on leur donne les soins nécessaires.

PARIS

AU BUREAU DE L'ART DENTAIRE

29, Boulevart des Italiens, 29.

1866

RÉCOMPENSES DÉCERNÉES A L'AUTEUR

MÉDAILLE UNIQUE

(Prothèse Dentaire)

EXPOSITION UNIVERSELLE DE PARIS 1855

ET DE LONDRES 1862

MÉDAILLE DE 1re CLASSE

MONTPELLIER

(Faculté de Médecine)

10 GRANDES MÉDAILLES

Aux Expositions

DE FRANCE ET DE L'ÉTRANGER

PRIX DE 1200 FRANCS

Décerné en 1863

PAR LA FACULTÉ DE MÉDECINE DE PARIS

DENTITION DES ENFANTS

CONSEILS

AUX

MÈRES DE FAMILLE

PAR A. PRETERRE

CHIRURGIEN-DENTISTE AMÉRICAIN, LAURÉAT DE LA FACULTÉ
DE MÉDECINE DE PARIS.

Rédacteur en chef de l'*Art dentaire*.

> Les névralgies faciales et la plupart
> des maladies de l'estomac résultent
> du mauvais état des dents.
>
> Il n'est pas d'organes plus facile-
> ment altérables que les dents, et il n'en
> est pas non plus qui soient susceptibles
> d'une plus longue conservation lors-
> qu'on leur donne les soins nécessaires.

PARIS

AU BUREAU DE L'ART DENTAIRE

29, Boulevart des Italiens, 29.

1866

INTRODUCTION.

Ce petit opuscule est en partie extrait d'un livre que nous avons récemment publié et dans lequel se trouvent exposés l'anatomie et la physiologie des dents, les moyens à employer pour les conserver et les guérir des maladies dont elles peuvent être atteintes, et enfin les procédés qui permettent de les remplacer lorsqu'elles ont été perdues. Nous avons pensé qu'il serait utile de présenter aux mères de famille un résumé des soins qu'elles ne doivent jamais négliger pour assurer la conservation, la régularité et la beauté des dents des enfants. Les organes de ces petits êtres sont extrêmement sensibles et exigent les soins les plus minutieux. Si les mères de famille savaient combien de maladies elles peuvent éviter à leurs enfants par quelques soins très-simples, jamais elles ne les négligeraient. En Amérique et en Angleterre, on mène les enfants chez le dentiste une fois au moins par mois dès l'âge le plus tendre; par ce moyen on arrive à préserver de toute maladie ces précieux organes, et, en chirurgie dentaire comme en médecine, prévenir vaut toujours mieux que guérir.

Les ressources que la science offre au dentiste pour prévenir et guérir les diverses affections des dents sont très-nombreuses, mais, malheureusement aussi, ignorées de beaucoup de personnes.

Nous avons tout récemment été appelé à donner nos soins à une jeune dame âgée de 25 ans. Sur 32 dents 28 étaient cariées, et il a fallu en extraire 10, 18 seulement ayant pu être aurifiées. Si, au lieu d'attendre au dernier moment et alors qu'il était trop tard, cette dame se fût présentée chez le dentiste aussitôt qu'apparaissait sur ses dents les points noirs, indices d'une carie commençante, elle eût conservé tous ces précieux organes. Ce que nous disons du défaut de soins qu'on apporte généralement aux dents est surtout applicable aux enfants. Par suite d'un préjugé aussi répandu que funeste, on ne donne aucun soin à leurs dents. Ainsi que nous le dirons plus loin les soins les plus minutieux devraient, au contraire, être pris à leur égard; on éviterait ainsi le spectacle si commun d'enfants de 15 à 16 ans privés d'organes aussi essentiels à la santé qu'ils sont indispensables à la beauté du visage.

Il est à regretter qu'aucun moyen d'instruction méthodique n'existe en France pour le praticien qui se destine à la profession de dentiste. Il n'y a, en effet, aucune chaire spéciale dans les diverses écoles de médecine, ainsi que cela a lieu dans quelques facultés d'Europe et notamment aux Etats-Unis d'Amérique où des colléges spéciaux, formés sur le modèle des écoles de médecine de l'ancien continent, ont été fondés dans la plupart des grandes villes de l'Union.

Les principaux sont ceux de New-York, Philadelphie, Baltimore, Cincinnati, etc. La jeunesse y vient étudier les branches si variées de la science dentaire, et recevoir, après des examens sérieux, le diplôme de chirurgien-dentiste, qui assure au titulaire une place distinguée parmi les professions libérales.

Dans plusieurs villes importantes paraissent des journaux savamment rédigés et des livres sérieusement écrits, exclusivement consacrés à l'art du dentiste. Toutes les découvertes, toutes les inventions y sont examinées et discutées avec soin. Dans la plupart des villes, les dentistes forment entre eux des sociétés où ils se réunissent fréquemment pour se communiquer leurs observations sur l'art, dans le but de le faire progresser. Des congrès de dentistes, réunissant l'élite des praticiens, ont lieu en outre chaque année, tantôt dans une ville tantôt dans uneautre (1).

Ces différentes sources d'instruction n'existent pas en France où le dentiste ne peut s'instruire que par routine ; car les ouvrages écrits en France sur les dents sont déjà bien anciens et ne font guère connaître au public pas plus d'ailleurs qu'au praticien les ressources dont peut disposer un habile dentiste ; il en résulte qu'une supériorité réelle et incontestable est acquise depuis longtemps aux travaux et aux procédés des dentistes américains.

(1) Tels sont ceux qui ont été tenus récemment à New-Ycrk, Philadelphie, Boston, Cincinnati, Saratoga, Niagara, etc.

I

De l'utilité des Dents.

Avant d'aborder l'étude des dents, nous croyons nécessaire de dire quelques mots de leur utilité.

La durée de la vie humaine est en raison du degré de perfection avec lequel s'exécutent les différentes fonctions du corps. De toutes ces fonctions, la plus importante est assurément la digestion ; car aussitôt qu'elle est arrêtée ou qu'elle se fait imparfaitement, toutes les autres s'interrompent bientôt ou s'exécutent d'une façon incomplète.

Pour que la digestion se fasse régulièrement, il faut que les aliments soient

1.

rendus parfaitement assimilables, et pour qu'ils soient tout à fait assimilables, il faut qu'ils aient été complétement broyés.

« Certaines parties végétales, dit le sa-
« vant physiologiste Bérard, résistent
« complétement à l'action des sucs de
« l'estomac et du tube digestif. Or, si ces
« parties servent d'enveloppe à des prin-
« cipes nutritifs, il faut qu'elles soient
« entamées pour que ceux-ci soient digé-
« rés. Si une lentille, un haricot, un pois,
« voire même un grain de raisin, n'ont
« pas reçu un coup de dent ou n'ont pas
« été écrasés dans la bouche, ils traver-
« sent tout le tube digestif sans être at-
« taqués, de sorte que la fécule et les prin-
« cipes azotés qu'ils renferment, n'ayant
« point subi l'action des sucs digestifs,
« sont perdus pour la nutrition. »

Les expériences de Réaumur ont dé-
montré, depuis longtemps, que les aliments ne pouvaient être digérés qu'après

avoir été parfaitement broyés. Il fit
avaler à des moutons des tubes rem-
plis d'herbe imbibée de salive. La tri-
turation seule manquait à cet aliment, et
cependant, deux jours après son inges-
tion, il n'avait encore subi aucune modi-
fication. Spallanzani rendit cette expérience encore plus concluante : il fit avaler
à un mouton des tubes contenant les uns
de l'herbe mâchée, les autres de l'herbe
entière. L'herbe mâchée fut seule digérée,
celle qui ne l'avait pas été resta intacte.

On peut affirmer, sans crainte d'être
démenti par les faits, que les trois quarts
des affections de l'estomac et certaines né-
vralgies résultent d'une mastication insuffisante des aliments. « Tout individu
« qui mâche incomplétement par suite du
« mauvais état des dents, ou de la mu-
« queuse buccale, ou par cause de préci-
« pitation, disait récemment le docteur
« Durand-Fardel, dans un mémoire pré-

« senté à la Société d'hydrologie, est
« à peu près infailliblement dyspep-
« sique. »

Cette opinion est celle, du reste, de tous
les auteurs qui ont écrit sur cette ques-
tion; elle se trouve formulée notamment
dans un travail tout récent de M. le professeur Mialhe sur *la Dyspepsie par cause
de mastication insuffisante*. Bien souvent on
traite les individus atteints de ces maladies par tous les moyens possibles et sans
succès. Si l'on cherchait à remonter à la
cause du mal, on la trouverait dans l'état
des dents, et il serait facile alors d'y remédier.

Les dents servent non-seulement à
préparer l'acte important de la digestion;
mais encore, celles de devant surtout, à
l'articulation des mots. Leur perte entraîne l'aplatissement, et, par suite, le
manque de sonorité de la voûte palatine,
rend la prononciation difficile en même

temps qu'elle détruit complétement la beauté du visage.

On voit, par ce qui précède, quelle influence l'état des dents peut avoir sur la santé et combien il importe de tout faire pour les conserver.

II

De la dentition.

On désigne, par le mot de dentition, les phénomènes de l'accroissement et de la sortie des dents.

Il y a deux dentitions. Pendant la première, apparaissent les dents temporaires, au nombre de vingt, qu'on désigne sous le nom de dents de lait; pendant la seconde, ces dents sont remplacées par des dents permanentes.

Première dentition.

A la naissance, la couronne des incisives est formée; mais celle des canines ne l'est pas. Bientôt les racines se développent; et, vers l'âge de six à huit mois, commence la première dentition. Les incisives moyennes de la mâchoire supérieure percent d'abord; quinze jours après, apparaissent les incisives correspondantes de la mâchoire inférieure, puis les incisives latérales et, plus tard, les canines. Vers le douzième mois, viennent enfin et successivement les huit premières, molaires. Voici du reste le tableau représentant l'ordre dans lequel elles se présentent :

```
Incisives centrales. . . . . . . . 6 à  8 mois.
(Cas extrêmes de 4 à 13 mois).
Incisives latérales. . . . . . . . 7 à  9
Canines. . . . . . . . . . . . . . 17 à 18
Premières molaires. . . . . . . 14 à 16
Deuxièmes molaires. . . . . . 24 à 34
```

Les vingt premières dents, dites de *lait* ou *temporaires*, sont complètes vers l'âge de deux à trois ans.

Deuxième dentition.

Vers la sixième ou septième année, les dents de lait tombent et sont remplacées par des dents permanentes, d'abord au nombre de vingt-huit, mais qui s'accroissent de quatre vers l'âge de vingt ans, de façon à former le chiffre total de trente-deux.

Les germes des secondes dents existent chez le fœtus ; leur ossification commence quelques mois après la naissance pour les incisives et les grosses molaires ; elle n'est terminée qu'à l'âge de dix ans pour les dernières dents. En même temps, la racine des dents de lait est résorbée, et la dent, qui n'est plus retenue dans son alvéole, tombe bientôt. Les anciens, qui voyaient que les dents de lait n'ont pas de racine lorsqu'elles tombent, avaient recours à plusieurs hypothèses pour expliquer ce phénomène. Les uns croyaient

qu'elles n'avaient pas de racines; les autres que les racines restaient dans la mâchoire et continuaient à croître pour en-
gendrer plus tard de nouvelles dents.

Le tableau suivant indique approxima-
tivement l'époque de l'apparition des
dents permanentes :

Premières grosses molaires vers. . .   6 à   7 ans.
Incisives moyennes et latérales. . .   7 à   9
Premières petites molaires. . . . . ⎰
Deuxièmes petites molaires. . . .   ⎱ 9 à 10
Canines. . . . . 11 à 12
Deuxièmes grosses molaires. . . . . 12 à 13
Troisièmes grosses molaires (dents
  de sagesse). . . . . 18 à 24
Exceptionnellement, on voit sortir ces dernières à
  un âge fort avancé (1).

____

(1) Nous avons déjà rencontré des personnes, âgées
de plus de soixante ans, chez lesquelles apparaissent des dents de sagesse ; il en résulte quelquefois
des accidents qui nécessitent les soins d'un dentiste
expérimenté.

III

Des accidents de la dentition et des soins à donner aux dents de lait.

C'est à tort qu'on néglige presque toujours de prendre soin des dents de la première dentition. Chez l'enfant, les maladies de ces organes sont tout aussi funestes que chez l'adulte, et les moyens de les éviter ou d'y remédier sont aussi efficaces.

Quelque favorables, en effet, que soient les conditions dans lesquelles se produit le travail de la dentition, il détermine toujours du côté de la cavité buccale une congestion plus ou moins vive.

Les accidents pouvant résulter de la dentition sont nombreux ; leur traitement nécessite tous les soins d'un dentiste expérimenté ; on peut les diviser en deux classes : les accidents locaux produits par le travail de la dentition, et les accidents généraux qui l'accompagnent. Ces derniers sont plus spécialement du ressort de la médecine, et nous dirons seulement que c'est à tort qu'on croit généralement que les diarrhées favorisent la dentition. A moins qu'elles ne soient très-légères, il faut s'empresser de les combattre par les moyens les plus actifs, ainsi que le recommande le professeur Trousseau.

Les accidents locaux les plus communs de la première dentition sont une sécrétion abondante de la salive, une démangeaison et un gonflement des gencives, qui sont tendues, rouges, chaudes et douloureuses. Ces différents états peuvent être accompagnés de fièvre, de mouvements spasmodiques et de convulsions violentes.

Le moyen le plus simple a opposer au gonflement des gencives consiste à faire pratiquer sur elles une incision cruciale allant jusqu'à la dent, ou, préférablement, un lambeau elliptique qu'on enlève, afin d'empêcher la cicatrisation prématurée de la plaie. Les symptômes les plus graves disparaissent aussitôt comme par enchantement.

Lorsque les gencives ne sont que légèrement enflammées, on les frotte avec du miel et on fait gargariser la bouche avec de l'eau additionnée de quelques gouttes de notre élixir dentifrice.

Les hochets d'ivoire, de verre ou de métal qu'on donne aux enfants dans le but de faciliter la sortie de leurs dents, atteignent un but exactement contraire à celui qu'on se propose. Leur contact durcit, en effet, les gencives, et, en les rendant calleuses, augmente les difficultés de la dentition. Il vaut beaucoup

mieux faire sucer à l'enfant quelques
figues ou un morceau de racine de
guimauve, qui forment dans la bouche un mucilage émollient. Quant aux
sirops qu'on a proposés pour faciliter la
dentition et faire pousser les dents, ils
n'ont jamais servi qu'à garnir la bourse
des charlatans qui les exploitent.

Par suite d'un préjugé fort répandu,
on ne donne aucun soin aux dents de lait,
qu'on sait devoir être remplacées par des
dents permanentes. Notre expérience nous
permet d'affirmer que c'est au contraire
à cette époque de la vie que les soins
sont le plus nécessaires. Il importe beaucoup d'empêcher la chute prématurée des
dents de lait et de les aurifier lorsqu'elles
sont cariées, ainsi qu'on le ferait pour des
dents permanentes. Il faut à l'enfant
comme à l'adulte des dents en état de
mâcher. Si elles le font souffrir il ne
se nourira pas, il en résultera des acci-

dents qui retentiront sur tout l'organisme. Leur présence favorise l'agrandissement de la mâchoire, qui n'a pas encore atteint son complet développement. Leur chute entraîne à sa suite l'obliquité des dents permanentes, ainsi que nous allons l'expliquer.

Les os des mâchoires, chez l'enfant qui n'a pas encore de dents, ont une forme et des dimensions très-différentes de celles qu'ils auront après la sortie des dents de la seconde dentition. Depuis l'âge de six mois jusqu'à celui de trente mois environ, ils se modifient peu à peu par la sortie successive de divers groupes de dents temporaires; mais, à cette époque, ils ne pourraient présenter aux vingt-huit premières dents de la seconde dentition la place qui leur est nécessaire; aussi restent-ils encore, pendant une période de quatre ans, munis seulement de vingt dents. Pendant ce temps, ils se développent, et l'étendue du bord alvéolaire augmente. Ce n'est que lorsque ce travail est suffisamment avancé que les dents définitives, en se développant à leur tour, provoquent la chute des dents temporaires pour prendre leur place. On comprend maintenant que si la carie oblige à arracher prématurément les dents de lait, si un mauvais entretien de la bouche hâte leur chute, les dents de remplacement n'éprouvant plus, à leur sortie l'obstacle salutaire qu'y avait mis la nature, apparaîtront trop vite, ne trouveront pas sur un maxillaire rétréci la place qui leur est nécessaire, ou se développeront en contact avec des dents cariées. De là, des difformités, des souffrances, qui seront un souci continuel pour le reste de l'existence.

Il arrive quelquefois que plusieurs dents de la première dentition persistent après l'époque de leur chute naturelle. Il faut alors les enlever afin que les dents permanentes puissent repousser. C'est seulement dans cette circonstance, ou lorsque leur présence est un obstacle à l'accroissement et à la direction régulière des nouvelles dents, qu'il faut enlever les dents de lait, ce qui prouve que les enfants doués de bonnes dents ne sont pas sans avoir besoin de dentiste, de même que ceux chez lesquels ces organes sont constamment malades. Il nous arrive souvent de voir des jeunes personnes de dix-sept ou dix-huit ans possédant encore des dents de lait. Ces dents sont forcément destinées à tomber, mais alors il est trop tard pour qu'elles soient remplacées par de nouvelles dents, et il en résulte qu'un individu possesseur d'une machoire magnifique peut, en très-peu de temps, la voir plus ou moins dégarnie.

Quand on retarde l'extraction des dents de lait il peut en résulter des déviations difficiles à guérir, bien que, au

moyen d'appareils spéciaux, nous réus-
sissions presque toujours à redresser les
dents et à les rétablir dans une position
presque normale. Mais ces redressements
exigent des soins minutieux, et il vaut
toujours mieux prévenir que guérir.

Les extractions de dents ne peuvent
plus, du reste, être considérées comme des
opérations à redouter. Nous avons démon-
tré dans tous les hôpitaux de Paris que le
protoxide-d'azote dont nous faisons jour-
nellement usage dans notre pratique jouit
de la propriété d'abolir complétement et
sans danger les sensations douloureuses
pendant les opérations chirurgicales.

Les accidents qui accompagnent la seconde dentition sont généralement moins
graves que ceux consécutifs à la première.
Ils cèdent au même traitement. Il arrive
quelquefois cependant que la dent de sagesse comprise entre le maxillaire et la
molaire voisine n'ait pas assez d'espace

pour sortir. On est alors obligé d'extraire cette dernière.

Les soins généraux à donner aux dents de lait sont ceux auxquels doivent avoir recours les adultes et que nous allons indiquer plus loin. Répétons seulement en terminant ce chapitre que jamais on ne doit hésiter à faire auréfier une dent de lait qui se gâte; nous avons vu combien sa conservation, jusqu'à l'époque de sa chute naturelle, est importante pour le bon arrangement des dents définitives; les dents temporaires sont d'ailleurs nécessaires à la mastication, et, par conséquent à l'accomplissement régulier de la digestion, si active aux premiers temps de la vie.

IV

De l'hygiène des dents et des soins à leur donner pour en assurer la conservation.

Une hygiène bien entendue et quelques soins journaliers suffisent pour assurer la conservation indéfinie des dents. Peu de personnes malheureusement comprennent cette vérité, s'il faut s'en rapporter au petit nombre d'individus possédant des dents intactes. On peut certainement affirmer que, sur cent personnes ayant perdu des dents, le plus grand nombre les ont perdues par leur faute, et, quand on pense que du mauvais état des dents résultent toujours une altération des fonctions digestives et, par suite, un dépérissement plus ou moins considérable de la santé, on ne comprend guère une pareille négligence, surtout quand on sait qu'il suffit de quelques soins de propreté journaliers et d'une ou deux visites par an chez un dentiste habile pour conserver toujours intacts ces précieux organes.

Les anciens comprenaient bien mieux que nous l'utilité des dents, et les soins qu'ils prenaient pour les conserver étaient nombreux. Les plus grands médecins de l'antiquité, Celse et Galien notamment, se sont occupés des dents et de leur hygiène. Paul d'Egine recommandait de se rincer la bouche après chaque repas. Avicenne nous a laissé des conseils sur l'usage des poudres dentifrices.

Les soins à employer pour conserver les dents se résument en ceci : les tenir habituellement propres et éviter l'usage trop fréquent de certains aliments. Le premier précepte est encore bien plus important que le second.

Pour conserver les dents parfaitement propres, il suffit de les brosser le matin en se levant et de se rincer la bouche après chaque repas.

On brosse les dents avec une brosse de crin, sur laquelle on applique quelques pincées d'une poudre dentifrice, et on en frotte les dents en tous sens, sans trop craindre de faire saigner les gencives. Il faut frotter les dents sur leurs faces antérieures et postérieures, et non-seulement de droite à gauche et de gauche à droite, mais encore de bas en haut et de haut en bas. Après cette opération, on se rince la bouche avec de l'eau additionnée d'un élixir convenable.

On comprend que, si l'on se bornait à se nettoyer les dents tous les matins, les débris d'aliments accumulés entre elles, après chaque repas, auraient le temps de se décomposer et de les altérer : ces débris doivent donc être enlevés aussitôt, et on y réussit en se rinçant la bouche.

Ce serait une grave erreur de croire qu'il suffit de se servir d'eau pure pour obtenir une propreté parfaite des dents. L'eau, en effet, ne les nettoie pas et n'a pas d'action sur le dépôt dont elles sont entourées; il est absolument nécessaire de l'additionner d'un élixir bien préparé. Nous disons bien préparé et nous insistons sur ce point, parce qu'il nous paraît être de la plus haute importance. Mieux vaut ne pas se laver du tout ou se servir simplement d'eau pure additionnée d'alcool, que d'avoir recours à la plupart des poudres et élixirs qui se débitent dans le commerce. Presque tous renferment des substances acides ou excitantes qui attaquent les gencives ou les dents et sont, nous en sommes certain, une des causes les plus fréquentes de la carie et du déchaussement. Ces préparations donnent, il est vrai, un éclat passager aux dents, mais ce n'est qu'en détruisant leur émail, et on ne saurait croire le nombre de personnes qui ont perdu leurs dents par suite de l'usage habituel de certaines poudres ou élixirs.

Frappé du danger ou de l'inutilité des diverses préparations dentifrices répandues dans le commerce, notre père, le docteur Préterre, s'est livré, il y a déjà longtemps, à de nombreuses recherches pour arriver à composer un dentifrice réunissant toutes les propriétés nécessaires. Ses travaux ont été couronnés de succès, et l'élixir et la poudre qu'il a composés ont acquis, en Amérique, depuis plus de quarante ans, une réputation qui ne fait que s'accroître chaque jour. Nous les avons modifiés et importés en France, et ils y ont déjà acquis la même notoriété, s'il faut s'en rapporter aux quantités qui nous en sont demandées.

La poudre dentifrice Préterre est composée de produits chimiques parfaitement purs et à réaction alcaline; elle enlève le tartre sans jamais attaquer l'émail et maintient les dents parfaitement blanches.

Par les substances aromatiques et légèrement astringentes qu'il renferme, l'élixir Préterre raffermit les gencives, prévient ou arrête l'ébranlement et le déchaussement des dents; par les substances désinfectantes qui entrent dans sa composition, il arrête les progrès de la carie, corrige la fétidité de l'haleine, enlève l'odeur du cigare et laisse la bouche imprégnée d'un parfum agréable.

La plupart des élixirs laissent dans la bouche un goût âcre insupportable. Cela provient de ce qu'ils sont préparés par infusion au lieu de l'être par distillation. Pour obtenir le nôtre, nous faisons d'abord macérer dans de l'alcool vinique par-

faitement pur des plantes aromatiques ;
nous distillons ensuite dans le vide et à
basse température pour obtenir seulement
certains principes, et nous ajoutons enfin
les substances désinfectantes et astringentes. Ces opérations, que nous ne pou-
vons décrire ici en détail, sont longues
et compliquées ; mais, comme nous
les exécutons en grand, elles ne présentent aucune difficulté dans leur pratique.

Ainsi que nous le disions plus haut,
il y a déjà plusieurs années que nos
clients se servent de notre poudre et de
notre élixir, et chaque jour ils nous en
adressent des remercîments. Ceux qui en
font habituellement usage possèdent des
dents parfaitement blanches et généralement exemptes de carie.

Pour employer notre élixir, il suffit
d'en verser une cuillère à café dans un
verre d'eau. On s'en sert pour se rincer

la bouche *après chaque repas* et le matin
après s'être nettoyé les dents avec la
poudre dentifrice (1).

---

(1) On trouve cette poudre et cet élixir au bureau
du journal *l'Art Dentaire*, boulevard des Italiens,
29. — Prix de chaque flacon, 5 francs.

Paris.—Imprim. de Cosse et J. Dumaine, r. Christine, 2.